全民阅读·中华养生功法进家庭丛书

何清湖 龙专——总主编

八法五步 延年九转法 七星功

任拓

——主编

全国百佳图书出版单位

中国中医药出版社

·北京·

图书在版编目（CIP）数据

八法五步、延年九转法、七星功 / 何清湖，龙专总主编；任拓主编 . -- 北京 : 中国中医药出版社，2025.
1. -- (全民阅读).
ISBN 978-7-5132-9221-4

Ⅰ . R214

中国国家版本馆 CIP 数据核字第 2024KD6615 号

中国中医药出版社出版

北京经济技术开发区科创十三街 31 号院二区 8 号楼
邮政编码　100176
传真　010-64405721
山东华立印务有限公司印刷
各地新华书店经销

开本 880 × 1230　1/48　印张 5.125　字数 207 千字
2025 年 1 月第 1 版　2025 年 1 月第 1 次印刷
书号　ISBN 978 – 7 – 5132 – 9221 – 4

定价　19.90 元
网址　www.cptcm.com

服 务 热 线　010-64405510
购 书 热 线　010-89535836
维 权 打 假　010-64405753

微信服务号　zgzyycbs
微商城网址　https://kdt.im/LIdUGr
官 方 微 博　http://e.weibo.com/cptcm
天猫旗舰店网址　https://zgzyycbs.tmall.com

如有印装质量问题请与本社出版部联系（010-64405510）

丛书序言

在现代社会中，阅读已经不仅是一种获取知识的手段，更是一种生活方式，一种让心灵得以滋养的途径。阅读，不仅是眼睛的旅行，更是心灵的觉醒，是身体与精神的对话。好的书籍如同一盏明灯，照亮我们前行的道路；又如一剂良药，滋养我们的内心世界。正如美国作家梭罗所说："阅读是一项高尚的心智锻炼！"全民阅读的倡导，不仅是为了提升国民的文化素养，更在于通过阅读，引导大众走进博大精深的中华文化，领悟其中蕴含的智慧与哲学。

中华养生功法，作为中华民族传统文化的瑰宝，如同一部流动的历史长卷，记载着古人对生命奥秘的探索与实践。它融合了中医理论、哲学思想和实践经验，通过调身、调息、调心，达到强身健体、延年益寿的目的。在快节奏的现代生活中，中华养生功法以其独特的魅力，为人们提供了一种简单易行、效果显著的养生方式。习练传统养生功法，不仅是中老年人健身养生的首选，也是当代年轻人关注的新焦点。

在全民阅读的热潮中，我们尝试将经典的养生功法与日常阅读相融合，与中国中医药出版社密切合作，精心推出了《全民阅读·中华养生功法进家庭丛书》。这是一套将中医养生理念与实践相结合，旨在提升大众健康素养的中医养生精品丛书。丛书涵盖了现有的主要养生功法，详细介绍了 12 种中华传统养生功法的概述、技术要领、注意事项和功理作用，包括易筋经、导引养生功十二法、五禽戏、八段锦、大舞、马王堆导引术、六字诀、调息筑基功、少林内功、八法五步、延年九转法、七星功。可以说，这是一套将科学性、科普性和实操性较好融合的中华传统养生功法宝典。

　　《全民阅读·中华养生功法进家庭丛书》每一分册都是一个独特的篇章，它们共同构成了一幅中华养生的宏伟画卷。从"易筋经"到"马王堆导引术"，从"大舞"到"延年九转法"，每一功法都在向我们展示养生的多元性和实用性。例如，"导引养生功十二法"功法技术深邃，意形结合，动息相随，使习练者在动静之间找到平衡，从而提升生活质量。而"六字诀"，以其简练的字诀，蕴含着强大而深远的养生力量，它教我们如何在快节奏的生活中找到内心的安宁，通过呼吸调控和肢体运动，调和人体内在的气血运行，达到身心和谐。"少林内功"，作为武术文化的内核，更是中华养生的另一种体现，它强调内修外练，通过练习内功，提升身体素质，同时修身养性，通达武道的真谛。经典功法"五禽戏"，源于我国古代，通过模仿虎、鹿、熊、猿、鸟五种动物的动作，达到调和气血、舒展筋骨、强身健体的效果。"大舞"的编创，则是基于对 5000

多年前唐尧时期大舞的深入研究及其与现代科学的结合，它不仅保留了传统文化的精髓，还被赋予了新的时代特征。

本套丛书的编写特色之一，就是由体育专业老师担任模特，插配了大量的功法招式彩图。这些功法招式，参考了国家体育总局的健身气功标准，确保动作的标准化和规范化。配以简练的文字，表述清晰准确，使读者能够一目了然，轻松学习。此外，丛书还贴心地提供了动作视频（每分册"功法概述"页扫码即可观看），与图书内容相得益彰，增强了学习的互动性和趣味性。丛书的另一个鲜明特色，就是采用口袋本形式，印制精美，便于携带。无论是在家中、办公室，还是在旅途中，都可以随时翻阅学习，让养生健身成为一种生活常态。通过这套丛书，我们期待每一位读者都能够找到适合自己的养生之道，让阅读与养生成为生活的一部分，让健康和智慧相伴，丰盈人生旅程。

全民阅读，中华养生，打开书卷，让我们共同开启这场身心的健康之旅吧！

丛书主编　何清湖

2024 年 11 月于长沙

前言

在浩瀚的中华传统文化长河中，养生之道历来被视为智慧与文明的瑰宝，它不仅承载着古人对生命奥秘的深刻洞察，也蕴含着对身心和谐、天人合一的至高追求。八法五步、延年九转法和七星功，作为中国传统导引养生术的重要组成部分，历经千年的传承与发展，以其独特的魅力、简洁的动作、显著的健身效果，成为广为流传、影响深远的健身方法。今日，我们编纂此书，旨在将这份珍贵的文化遗产以更加系统、科学的方式呈现给广大读者，让更多的人受益于八法五步、延年九转法和七星功的养生智慧。

"八法五步"是国家体育总局为了更好地宣传推广和普及太极拳，弘扬中华优秀传统文化，本着科学化、规范化、简易化的原则，从各流派太极拳中共性的、最为核心的"八法五步"技术入手，进行了系统的提炼和整理，从而形成的一套具有文化性、健身性和简易性的太极拳普及套路。它动作结构简单、数量合理、内涵丰富、易学易练，是较为理想的太极拳入门套路。

"延年九转法"，又名"九转延年法""仙人揉腹术"，是清代方开手辑的著名导引按摩法，据1881年出版的《内功图说》记载，该套功法囊括八种腹部（及胸部）按摩技巧与一种上身旋转法，因此得名"延年九转法"。此功法为中国传统导引术之一，源自古人的智慧，且具有显著疗效。其特点在于简单易行、动作柔和、注重意念而非力量，并已纳入高校《推拿功法学》教材之中。

"七星功"源于道家养生智慧，融古汇今，集武术、导引、吐纳于一体，是中华传统文化瑰宝之一。此功法以七星（日、月、金、木、水、火、土）为喻，寓意调和人体阴阳，强健体魄。本书旨在传承与弘扬七星功精髓，通过图文并茂的方式，引领读者步入养生新境界。无论是健身爱好者，还是寻求心灵宁静之士，七星功都是身心修炼的良师益友。让我们一同踏上这段养生之旅，探索七星功的奥秘，共享健康人生。

本书在编纂过程中，力求保持八法五步、延年九转法和七星功三套功法的传统精髓，同时结合现代人体科学的研究成果，对每一个动作进行了详细的图解说明，配以科学的解析，帮助读者更好地理解动作要领，避免运动损伤。此外，我们还特别加入了针对不同人群、不同健康状况的个性化练习建议，以及练习前后如何调整身心状态的小贴士，力求使八法五步、延年九转法和七星功三套功法的学习更加科学、安全、高效。

我们相信，通过本书的引导，八法五步、延年九转法和七星功三套古老而充满活力的养生术，将在新时代焕发出更加璀璨的光芒，成为促进全民健康、提升生活品质的重要力量，体验那份源自古老东方的身心和谐之美，共同书写健康人生的新篇章。

愿每一位翻开此书的朋友，都能收获身心的愉悦与强健，让生活因这份古老智慧的滋养而更加美好。

本书编委会　　IX

2024 年 11 月

目 录

● 八法五步 ●

第一章 ● 功法概述 — 003

第二章 ● 功法功理 — 005

第一式 起势 — 005

第二式 左掤势 — 011

第三式 右捋势 — 015

第四式 左挤势 — 019

第五式 双按势 — 023

第六式 右采势 — 027

第七式 左挒势 — 031

第八式 左肘势 — 035

第九式 右靠势 — 039

第十至第十七式 — 042

第十八式 进步左右掤势 — 043

第十九式 退步左右捋势 — 049

目　录

● 八法五步 ●

第二十式　左移步左挤势 － 055

第二十一式　左移步双按势 － 059

第二十二式　右移步右挤势 － 063

第二十三式　右移步双按势 － 067

第二十四式　退步左右采势 － 071

第二十五式　进步左右捌势 － 077

第二十六式　右移步右肘势 － 081

第二十七式　右移步右靠势 － 085

第二十八式　左移步左肘势 － 089

第二十九式　左移步左靠势 － 093

第三十式　中定左右独立势 － 097

第三十一式　十字手 － 103

第三十二式　收势 － 107

• 延年九转法 •

第一章 • 功法概述 - 115

第二章 • 功法功理 - 117

第一式 - 117

第二式 - 121

第三式 - 125

第四式 - 131

第五式 - 135

第六式 - 139

第七式 - 143

第八式 - 147

第九式 - 151

• 七星功 •

第一章 • 功法概述 - 161

第二章 • 功法功理 - 163

预备势 - 163

第一式 左右开弓 - 167

第二式 顶天立地 - 177

第三式 扭转乾坤 - 187

第四式 前扑后仰 - 199

第五式 大鹏展翅 - 209

第六式 龙鹤双飞 - 215

第七式 天体圆周 - 223

收势 - 229

八法五步

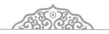

功法概述

微信扫描二维码
功法示范新体验

　　八法五步是中国传统武术太极拳的基本功法，其源流可以追溯至明代，是太极拳各种招式的基础。八法指的是掤、捋、挤、按、采、挒、肘、靠这八种劲法，而五步则是指进、退、顾、盼、定这五种步法。八法五步相互配合，构成了太极拳运动的核心要素。

　　八法五步的起源与太极拳的创立密切相关。太极拳作为一种中国传统武术，其历史悠久，蕴含着深厚的文化底蕴。太极拳的起源有多种说法，但被广泛认可的一种说法是它起源于河南省焦作市温县陈家沟，由陈家沟陈氏第九代传人陈王廷所创。尽管太极拳起源于陈家沟的说法得到了广泛认可，但在历史上也曾出现过一些争议。例如，有人认为太极拳是元末明初武当山道士张三

003

丰创造的，还有人说是唐代许宣平或明初河南陈家沟陈卜所创造。然而，这些说法都缺乏确凿的历史证据。总之，太极拳的创立可以追溯到明代，而八法五步作为太极拳的基本组成部分，也在这一时期逐渐形成和完善。

为了更好地宣传、推广、普及太极拳运动，弘扬中国优秀传统文化，国家体育总局武术运动管理中心在2018年组织专家创编了太极八法五步。这一套路是在各式太极拳的基础上，将太极拳中共性的、核心的"八法五步"技术内容进行了整理规范，形成了具有文化性、健身性和简易性的太极拳普及套路。通过练习八法五步，可以帮助太极拳爱好者更好地理解和掌握太极拳的劲法、步法和身法，提高太极拳的技艺水平。同时，八法五步的练习也有助于增强身体的柔韧性、协调性和力量，提高身体的健康水平，在太极拳的学习和练习中具有重要的价值和意义。八法五步的创编和推广，不仅有助于广大太极拳爱好者更好地理解和掌握太极拳的基本功法，也为太极拳的普及和发展注入了新的活力。

第一式 · 起势

动作一 身体自然直立，两脚并拢，头颈端正，肩臂松垂，两手轻贴大腿侧；面向前方，目向前平视，心情宁静，全身放松，舌顶上腭，呼吸自然（图1-1）。

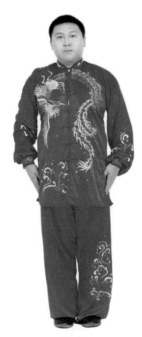

图 1-1

动作二 左脚向左轻轻开步，相距右脚与肩同宽，脚尖向前（图1-2）。

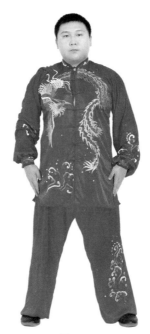

图 1-2

动作三 两手缓慢向前平举至与肩同高时，手心向下，两臂相距同肩宽，肘微下垂；上体保持正直，两腿缓缓屈膝半蹲，两掌轻轻下按（图1–3）。最后缓缓落于腹前，掌与膝相对。

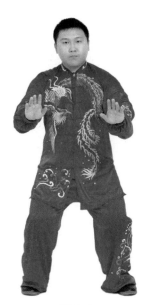

图 1–3

【 注意事项 】

全身放松，舌顶上腭，呼吸自然。

第二式·左掤势

技术要领

动作 由起势原地身微右转抱球后左手向前掤出成左掤手（图 1-4、图 1-5）。

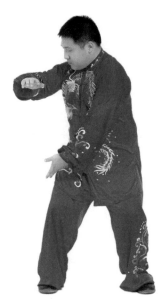

图 1-4

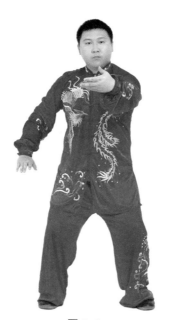

图 1-5

【注意事项】

两手分开要保持弧形，体转要以腰为轴，弓步与分手的速度要一致。

第三式·右捋势

——技术要领

动作　接上式；左掌向前舒指，右掌翻转，左掌心向下，右掌心向上，合劲后捋（图1-6）。

八法五步 · 第三式　右捋势

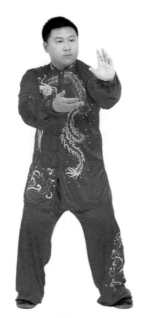

016

图1-6

【 注意事项 】

注意保持呼吸的自然和均匀，同时要保持身体的稳定和平衡。

第四式·左挤势

—— 技术要领

动作 接上式；右掌折回，搭左腕合劲前挤，命门后撑（图1-7、图1-8）。

八法五步 · 第四式　左挤势

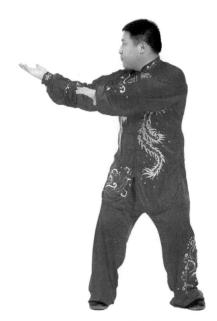

020

图1-7

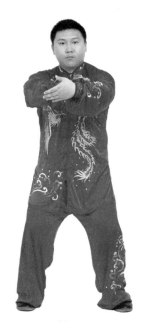

图 1-8

【注意事项】

命门后撑，两臂撑圆。

第五式·双按势

技术要领

右掌从左掌上抹出，双掌心向下，开与肩宽向下画弧，回收后画弧
按出（图1-9、图1-10）。

八法五步。第五式 双按势

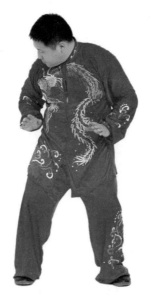

024

图 1-9

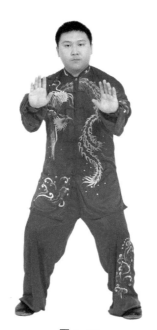

图 1-10

【注意事项】

向前推按掌与上步要一致，两手相距宽度不要超过肩。

第六式·右采势

—— 技术要领

动作 双掌抓握旋腕画弧向右下采，左拳心逐渐向上，右拳心向下（图1-11）。

八法五步 。 第六式 右采势

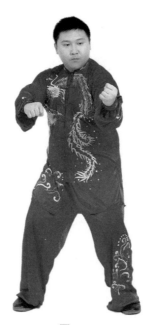

028

图 1-11

【 注意事项 】

双臂向下采时，腰必须向右转。

第七式·左捌势

技术要领

动作 双手旋腕，画弧翻转向左前横捌，右手心向上，左手心向下（图1-12、图1-13）。

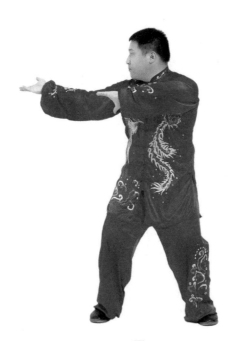

图 1-12

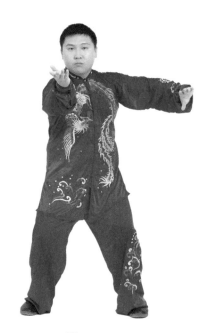

图 1-13

【注意事项】

转腰、并步与横击一致。

第八式·左肘势

技术要领

动作 左手微向下画弧成拳，右手助力向左前顶肘（图1-14）。

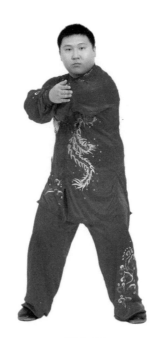

图 1-14

【注意事项】

步法与顶肘协调一致。

第九式·右靠势

技术要领

接上式；双手画小弧转换，左掌心向下于右肩前，右手拳眼向内合劲右靠（图1-15）。

八法五步。第九式　右靠势

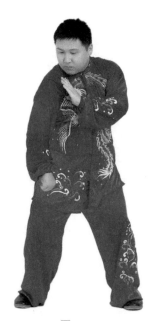

图 1-15

【注意事项】

退步和肩靠一致，目视右掌，意想左肩。

第十至第十七式

右掤势、左捋势、右挤势、双按势、
左采势、右挒势、右肘势、左靠势与
第二至第九式的动作相同，方向相反。

第十八式 · 进步左右掤势

技术要领

动作一　左掤手：（向前进步）右手转手心向上后摆，再转手心向下；左
手向下、向前摆动，身微右转约45°（图1-16）。

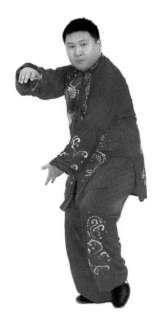

图1-16

动作二 双手打开手心相对，重心在右腿，上左步左掤手；左转抱球，上右步成弓步，右掤手（图1-17、图1-18）。

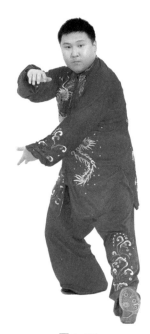

图 1-17

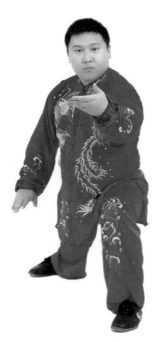

图 1–18

动作三 右掤手整体动作同左掤手，唯方向不同（图 1-19）。

三

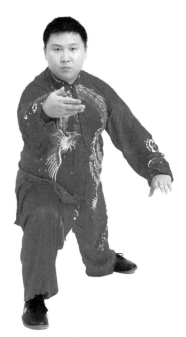

图 1-19

【注意事项】

步法与手法动作要一致。

第十九式·退步左右捋势

动作 （向后退步）由原右弓步后坐左捋，双手翻转，退右步右捋，重心
在右腿（图1-20、图1-21、图1-22）。

八
法
五
步
。
第
十
九
式

退
步
左
右
捋
势

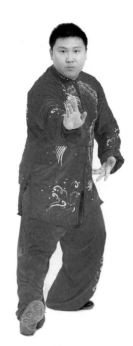

图1-20

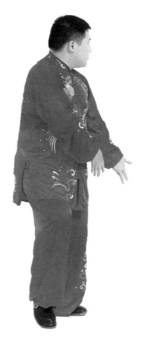

图 1-21

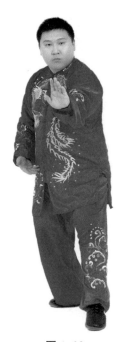

图 1-22

【注意事项】

退步时前脚掌先着地，随着重心后移过渡到全脚落地；双手下捋于转腰移重心、呼气同时完成。

第二十式·左移步左挤势

——技术要领

动作 （横移步）双掌翻转收左步，左转身，左掌横掌心向内，右掌心向
外接近左腕部，上左步，跟右步，左打挤发力，略低于肩（图 1–23、
图 1–24）。

八法五步。第二十式　左移步左挤势

056

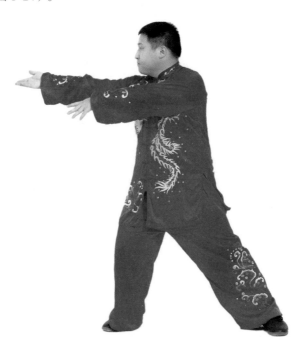

图 1–23

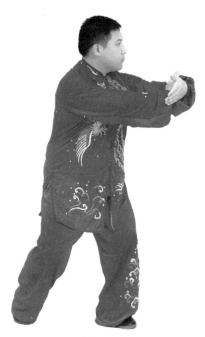

图 1-24

【注意事项】

❶ 左脚左侧上步，前脚掌先着地，点起点落，两臂右侧平摆，目视右前方；

❷ 右脚向左脚靠拢，并步、振脚、转体、摆头、左挤势同时完成；

❸ 左挤势，左掌高于肩平，拇指向上，右掌护腕。

第二十一式·左移步双按势

技术要领

动作　（跟步双按掌）双掌转手心向上，右掌向后平画弧折叠，上左步，跟右步双按掌相似，右脚跟抬起（图1-25、图1-26）。

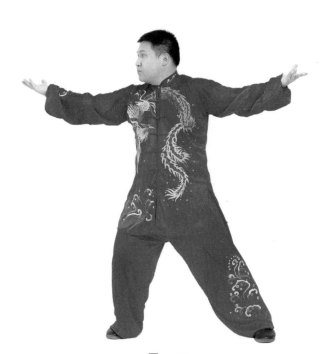

图 1-25

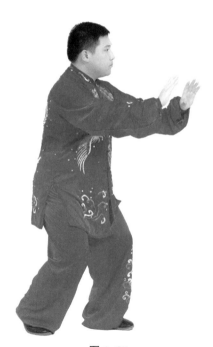

图 1–26

【注意事项】

上左脚同时右转身平分掌，掌心向上，目视右掌方向；左转身同时屈臂合掌，于两侧肩上方，身体重心留在右腿上；重心前移，右脚向左脚后方跟步同时双按掌，力达掌根小拇指侧。

第二十二式 · 右移步右挤势

技术要领

动作 双掌向前舒松，撤右步，右掌心向上，左掌心斜向下，相对右腕，右转身跟左步发力挤（图 1-27、图 1-28）。

八法五步。第二十二式 右移步右挤势

064

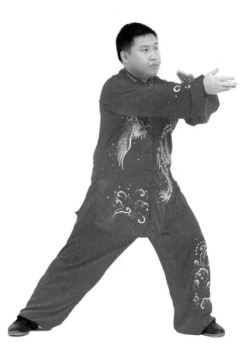

图 1-27

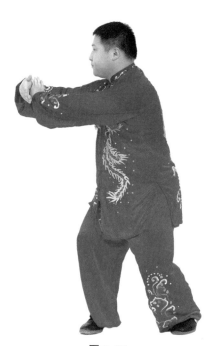

图 1-28

【注意事项】

　　身体右转时，右脚前脚掌踱地，脚跟内收落地，重心右移后，左脚跟为轴扣前脚掌，身体转正。

八法五步

第二十三式·右移步双按势

067

技术要领

动作 双手掌心向上，左掌向后平画弧打开后折叠，上右步，跟左步，双按掌。两掌心向外，左脚跟抬起（图1-29、图1-30）。

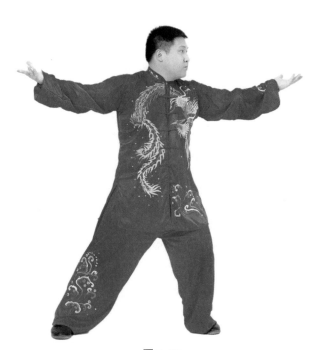

图 1-29

八法五步。第二十三式 右移步双按势

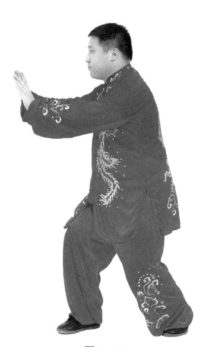

图 1-30

【注意事项】

同第二十一式。

八法五步

第二十四式·退步左右采势

动作一 （倒卷肱步法） 左转身，左脚跟向里蹍转落下，右脚尖里扣，身转正方向（图 1–31）。

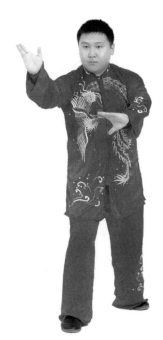

图 1–31

动作二 撤左步，由上向左斜下双手采。右手心向上，左手心向下。撤
右步，双手右采，左手心向上，右手心向下（图1–32、图1–33）。

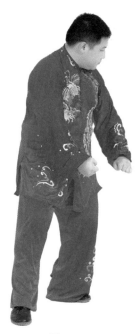

图 1–32

八法五步。第二十四式　退步左右采势

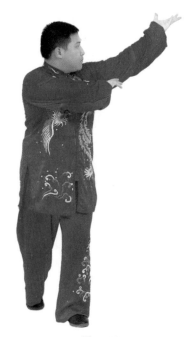

图 1-33

【注意事项】

❶ 身体转动时两脚为脚掌、脚跟依次蹍动转体，身体重心随之协调转换；

❷ 退（撤）步时前脚掌先着地，随着重心后移，过渡到全脚着地；

❸ 上肢的左右采势动作同定势。

第二十五式·进步左右捌势

技术要领

动作 （外撇脚摆步）左脚活步向前，外撇脚上步左捌，左手心向下，右手心向上。再外撇脚上右步，右捌右手心向下，略低于肩高，左手心向上，同肩高（图 1-34、图 1-35）。

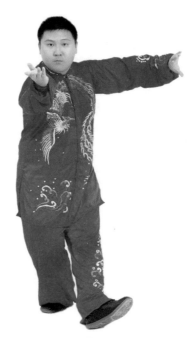

078

图 1-34

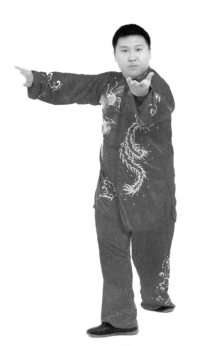

图 1-35

【注意事项】

❶ 进步左右捋势向前上步时前脚尖微外撇，后脚跟离地身体重心靠前。

❷ 向左右捋时，以腰转动发力带动两臂，前掌高于肩平，掌心向左（右）
方，拇指斜上，后掌拇指向下方，两掌间距本人前臂的距离。

❸ 眼随手动，定势时目视运动方向。

第二十六式·右移步右肘势

技术要领

（横上右步，跟步肘击）左脚略向前活步成开步（图 1-36），左手向右摆平，手心逐渐转向上。

一

八法五步。第二十六式　右移步右肘势

082

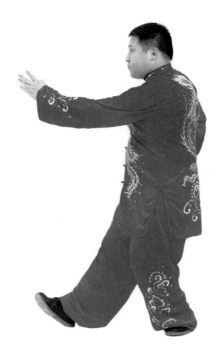

图 1-36

动作二　右手回收变拳心向上，上右步，跟左步，打右肘（拳心向下），
平肩高，左掌护右肘（图1-37）。

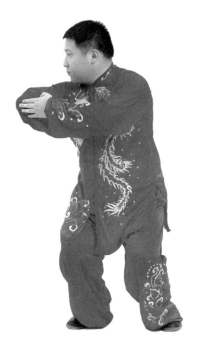

图1-37

【注意事项】

❶ 上体右转右手抱拳时，拳心向上，拳抱腰间，左掌指尖斜向上；

❷ 右脚内扣时要合髋关节，腰脊不动；

❸ 腰脊左转同时完成并步、振脚、横击肘动作，完成发力；

❹ 左手立掌护右前臂，右拳拳眼向上，横向击打。

第二十七式·右移步右靠势

技术要领

动作 横上右步身下沉，转成马步靠。右拳心斜向下，左掌在右肘部助力（图 1-38）。

八法五步 ◦ 第二十七式　右移步右靠势

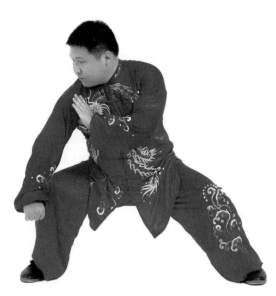

图 1-38

【注意事项】

右脚向右出步时脚跟擦地铲出；右靠势，重心右移发力肩臂靠，力达右肩及时制动。

第二十八式·左移步左肘势

动作 （原式左转，身跟步打肘，先拦右掌，再跟步打左肘）原步形左转身，
微左捌一下，重心坐于右腿，翘左脚尖，右脚踏实重心右移跟步打
左肘，右手心逐渐转向上（图1–39、图1–40）。

八法五步。第二十八式　左移步左肘势

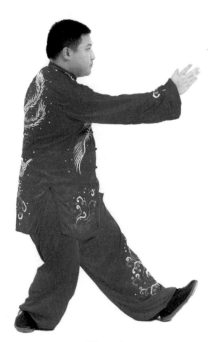

图 1–39

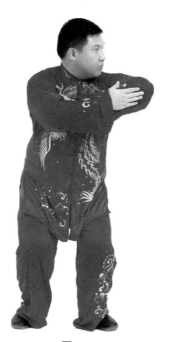

图 1-40

【注意事项】

同第二十六式，右移步右肘势，方向相反。

第二十九式・左移步左靠势

技术要领

动作 （向左横上左步，由弓步转成大马步靠）同右靠势动作相同，
方向相反（图1-41）。

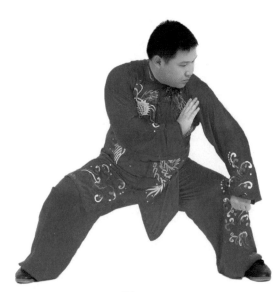

图1-41

【 注意事项 】

同第二十七式，右移步右靠势，方向相反。

第三十式·中定左右独立势

技术要领

动作 （右脚收到左脚旁成小开步，先抬左腿）收右脚后是屈膝，双掌在胯旁下按，提膝独立挑掌转掌心，不高于眼（图1-42、图1-43、图1-44）。

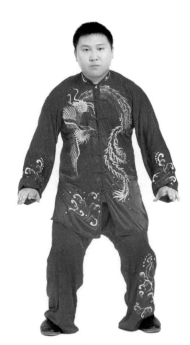

图 1-42

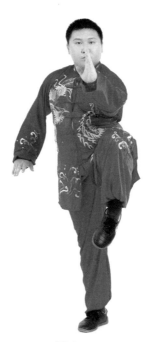

图 1-43

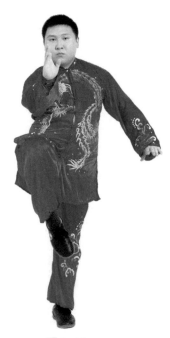

图 1-44

【 注意事项 】

❶ 完成独立势动作要注意重心交换后，脚踏实并五指抓地，提腿独立与提手挑掌动作同时完成；

❷ 在完成提膝挑掌时，另一侧的下按掌于髋部的斜前方，掌根用力，注意动作的整体性，方能达到动作的圆活。

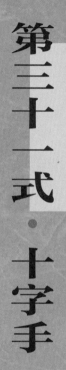

第三十一式 · 十字手

动作 （右脚向右落成开步）两手向上画弧成十字手（图1-45）。

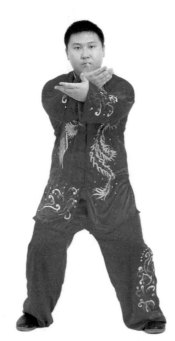

图 1-45

【注意事项】

落步两脚与肩同宽，两掌高于肩平，肘屈成弧，目视前方。

第三十二式 · 收势

技术要领

动作 双手翻转，画弧按下，与传统杨式太极拳收势相似（图 1-46、图 1-47）。

八法五步。第三十二式 收势

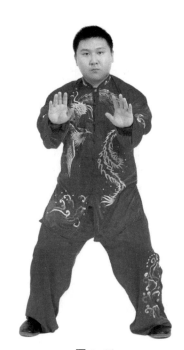

图 1-46

108

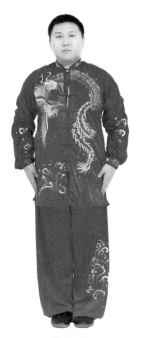

图 1-47

【注意事项】

翻掌分手下按一气呵成，分掌与肩同宽，高不过肩；移重心收脚点起点落，并步直立同时调整呼吸，端正体态。

【功理作用】

一、八法五步的康养价值

1. 调节呼吸，增强心肺功能

八法五步的练习注重呼吸的配合，通过深呼吸和细长的呼吸来增强肺活量，改善呼吸系统的功能。在练习过程中，呼吸与动作的协调一致，可以使人体内的气血运行更加顺畅，从而达到调和阴阳、增强体质的效果。同时，这种呼吸方式也有助于提高心肺功能，降低心血管疾病的风险。

2. 提升柔韧性，增强身体素质

八法五步的练习要求身体各部位协调配合，进行各种幅度的伸展和转动。通过长期的练习，可以逐渐提高关节的灵活性和肌肉的柔韧性，增强身体的整体素质。这对于预防骨质疏松、改善关节疾病等方面具有显著的效果。

3. 缓解压力，促进心理健康

太极拳的练习强调心静体松，通过八法五步的练习可以使人心情平静，缓解生活中的压力和焦虑。在快节奏、高压力的现代生活中，这种放松身心的运动方式显得尤为重要。通过练习八法五步，可以让人在忙碌的生活中找到一片宁静的港湾，让心灵得到充分的休息和滋养。

4. 改善睡眠，提升生活质量

坚持练习八法五步可以调整人体的生物钟，改善睡眠质量。太极拳的练习注重内外兼修，通过调整身体的阴阳平衡，可以使人的睡眠质量得到提升。良好的睡眠对于身体健康和心理健康都至关重要，它可以让人精力充沛、思维敏捷，提升整体的生活质量。

5. 培养气质，提升个人修养

八法五步的练习不仅是一种身体上的锻炼，更是一种精神上的修炼。通过长期的练习，可以培养人的耐心、毅力和自信心，提升个人的气质和修养。这种气质和修养不仅仅体现在外表上，更体现在内心的平和与从容上。

二、八法五步的养生实践

为了充分发挥八法五步的养生价值，我们在练习过程中需要注意以下几点：

1. 持之以恒

养生不是一朝一夕的事情，需要长期的坚持和努力。因此，在练习八法五步时，我们需要保持耐心和毅力，不断积累经验和技巧。

2. 循序渐进

八法五步的练习需要循序渐进，从简单的动作开始逐渐过渡到复杂的动作。在练习过程中，我们要根据自己的身体状况和能力水平来选择合适的练习强度和时间。

3. 注重呼吸

呼吸是八法五步练习中的重要环节之一。我们要注重呼吸的配合和调节，通过深呼吸和细长的呼吸来增强肺活量和改善呼吸系统的功能。

4. 身心合一

在练习八法五步时，我们需要保持身心的协调一致。通过专注于当下的动作和呼吸，我们可以更好地与自己的内心对话，达到身心的和谐统一。

延年九转法

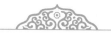

功法概述

微信扫描二维码
功法示范新体验

　　"延年九转法"，又名"九转延年法""仙人揉腹术"，是清代方开手辑的著名导引按摩法。据 1881 年出版的《内功图说》记载，该套功法囊括八种腹部（及胸部）按摩技巧与一种上身旋转法，因此得名"九转法"。此功法为中国传统导引术之一，源自古人的智慧，且具有显著疗效。其特点在于简单易行、动作柔和、注重意念而非力量，并已纳入高校《推拿功法学》教材之中。

第一式

动作 两手示指、中指、环指并拢置于膻中穴上，沿顺时针方向按揉 21 次（图 2-1）。

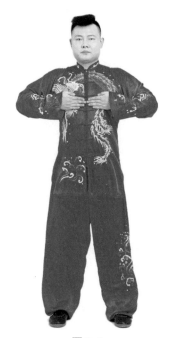

图 2-1

【 注意事项 】

按摩时应避免用力过猛，以免导致心气耗散和胸闷不适。正确的按摩方式应当是力量均匀、柔和且持续，切忌用力过度，以保护皮肤不受伤害。

【 功理作用 】

膻中穴作为心包的募穴，汇聚宗气，同时也是任脉与足太阴经、足少阴经及手太阳小肠经的交会点。采用此按揉方法，能够理气宽胸、畅通经络、缓解疼痛，并对肺气有补益效果。

第二式

动作 两手示指、中指、环指从膻中穴开始沿顺时针方向并沿任脉向下按摩，按摩边摩边移动，直至耻骨联合部（图 2-2、图 2-3）。

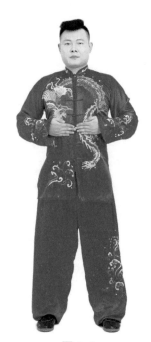

图 2-2

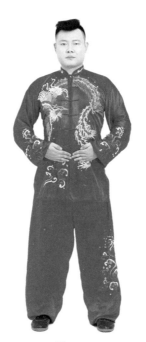

图 2-3

【注意事项】

❶ 按揉之前应使双手温度适宜，可适当摩擦双手提高双手温度，但不可过热。

❷ 从膻中穴向下按揉时应保持匀速，不可忽快忽慢，以防经气运行时走窜。

【功理作用】

任脉能调节阴经气血，使之充盈，作为阴脉之海，通过此按摩方法可增强免疫力，强化脏腑功能。对女性而言，适度按摩任脉有助于调节月经，促进生殖健康及养护胎儿。对男性而言，经常按摩任脉则可提升性功能，改善遗精、滑精、阳痿、早泄及遗尿等问题。

第三式

动作 两手示指、中指、环指分别从耻骨联合部两侧，沿胃经边摩边向上移动，左手沿逆时针方向按摩，右手沿顺时针方向按摩，向上按摩到肋骨时向内按揉回到膻中穴（图2-4、图2-5、图2-6）。

延年九转法 ◦ 第三式

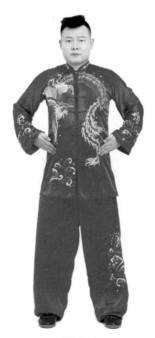

图 2-4

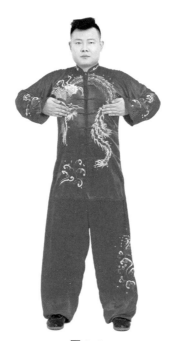

图 2-5

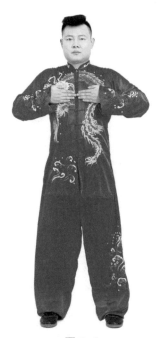

图 2-6

【注意事项】

按摩腹部时,应保持适中的速度,既不过快也不过慢,力度也要适中,避免过重或过轻,以腹部轻微发热为最佳状态;同时,要注意左右手按摩方向的区别。

【功理作用】

从耻骨联合两侧延伸至肋骨边缘的区域,分布着属于胃经的 12 个穴位。采用此按摩腹部的方法,能有效缓解脘腹胀满、腹痛腹泻以及食欲不振等消化不适问题。

第四式

技术要领

动作 两手示指、中指、环指并拢置于膻中穴上，沿任脉向下直推，至耻骨联合部，操作21次（图2-7）。

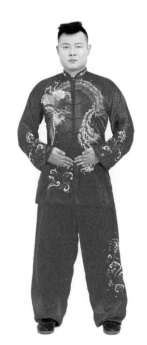

图 2-7

【 注意事项 】

摩腹时应避免穿着带有纽扣或拉链的衣物，最好选择面料柔软、光滑且稍薄的衣物，或配合精油、凡士林等产品接触腹部进行按摩。按摩时力度需适中，避免过大导致肠胃功能失调或肌肉疼痛。

【 功理作用 】

任脉的功能主要可概括为"阴脉之海"。其主干行走在腹部，腹为阴；诸阴经均直接或间接交会于任脉。任脉另一功能是"主胞胎"，即与生殖功能密切相关。按本式方法摩腹有助于调节泌尿生殖系统的功能，并减轻下腹部病痛。

第五式

技术要领

左手叉腰或按于髋旁,右手掌轻覆于肚脐上,以肚脐为中心,沿顺时针方向摩腹 21 次(图 2-8)。

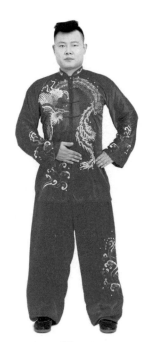

136

图 2-8

【注意事项】

❶ 温暖双手后再轻抚腹部，以防受寒。

❷ 注意顺时针方向，也可涂抹适量精油于腹部。

【功理作用】

腹部是五脏六腑所居之处，有肝、脾、胃、胆、肾等脏器分布，因而腹部也被称为"五脏六腑之宫城，阴阳气血之发源"。采用这种揉腹方式，能有效疏通中、下焦区域，连接整个腹部的经络系统，显著增强脏腑功能并调和阴阳平衡。

第六式

技术要领

动作 右手叉腰或按于髋旁，左手掌轻覆于肚脐上，以肚脐为中心，逆时针方向摩腹 21 次（图 2-9）。

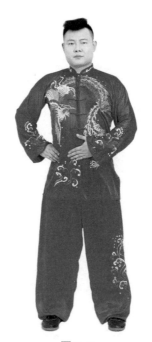

140

图 2-9

【 注意事项 】

❶ 建议在饭后半小时至 1 小时再揉。全天任意时间（早、晚、睡觉前）均可，过饥或过饱时则不建议揉。

❷ 揉腹时，动作尽量轻柔、缓慢，切勿太过用力。

建议使用仰卧的方式。躺在床上进行按揉，这样能更有效地引导气血流向经络中易瘀堵的部位。

【 功理作用 】

同第五式。对许多顽固性疾病（如肺源性心脏病、高血压、糖尿病、冠心病等）有很好的辅助调理作用。

第七式

技术要领

动作 左手叉腰，拇指向前，其余四指向后，轻捏腰部筋肉。右手示指、中指、环指从左乳下开始，沿脾经顺时针方向按摩，向下直至腹股沟，操作21次（图2-10）。

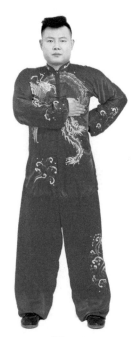

144

图 2-10

【注意事项】

揉腹时必须凝神静心，动作应轻柔、缓慢且自然，避免使用蛮力；同时，保持呼吸顺畅，不可憋气或用力过猛。

【功理作用】

通过按摩揉捏，将中焦与下焦区域连接起来，并与足太阴脾经相通，使气血流通顺畅，有益于增强脾胃功能，缓解疲劳，并促进身体的新陈代谢。

第八式

技术要领

动作 右手叉腰，拇指向前，其余四指向后，轻捏腰部筋肉。左手示指、中指、环指从右乳下开始，沿脾经逆时针方向按摩，向下直至腹股沟，操作21次（图2-11）。

延年九转法。第八式

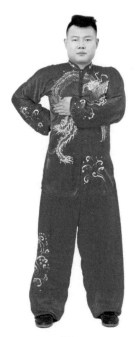

148

图 2-11

【 注意事项 】

揉腹时必须凝神静心，动作应轻柔、缓慢且自然，避免使用蛮力；同时，保持呼吸顺畅，不可憋气或用力过猛。

【 功理作用 】

同第七式，因按摩处为右侧脾经，同时有补益脾气之功效。

第九式

——技术要领

动作 自然盘腿坐姿，双手掌轻放于两膝上，十指微微施力按压膝关节，脚趾轻轻弯曲。随后，腰部先顺时针转动 21 次，再逆时针转动 21 次，转动幅度由小渐渐变大，动作需保持柔和流畅（图 2-12 ～图 2-16）。

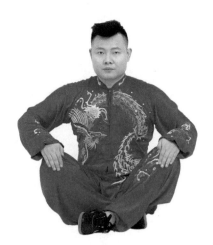

图 2-12

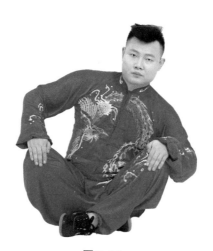

图 2-13

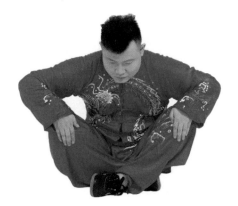

图 2-14

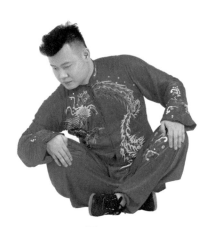

图 2-15

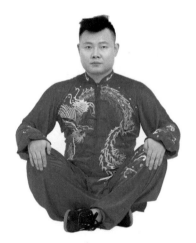

图 2-16

【注意事项】

凝神静气，运动时动作应轻松、柔和且缓慢，避免使用蛮力，保持呼吸平稳，不可憋气。练习后应感到身心轻松，无疲惫感。在练习过程中，由于胃肠蠕动等生理反应增强，可能会出现肠鸣、嗳气、腹部温热或饥饿感等现象，这些都是正常的练习效果，无需特殊处理，顺其自然即可。

【功理作用】

通过圈揉和回环晃海，横向联通足阳明胃经、足太阳脾经、足少阴肾经、足少阳胆经、足厥阴肝经和任脉等经脉，使腹中内脏得到充分的按摩。

七星功

功法概述

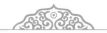

微信扫描二维码
功法示范新体验

　　七星功是一套由武当道人以"天人合一"的思想为主导，融合了易学、阴阳五行和中医学养生等理论，按照北斗七星方位点对照人体经络、气血运行图示创编而成的，最早形成于民国时期的功法。该功法兼具中国传统风格与特色，通过"外练、内修与调息"相结合的方式，达到保养身心的目的。

　　在19世纪40年代，武当派无名道士于杭州玉皇山福星观修炼"七星功"，并传授此功法给小部分得其要义的习练者，吴美程先生便是重要传人之一。

　　1979年8月，吴美程先生受邀在浙江中医学院（现浙江中医药大学）开设班级传授七星功，由此，七星功正式传入该校。

　　此后40余年，以梅宏、苏亚平、李震等先生为首的一代代体育教师团队在传承中对七星功进行不断优化改良。为便于竞赛推广，还于20世纪90年代初改编推出了竞技版"七星功"，并将其传播至全国各所中医药院校。

2019 年，由骆红斌、李震等带领团队耗时 2 年多进行追本溯源、整理与还原等工作后，修编出近似原貌的健身版"七星功"。

　　综上所述，七星功渊源深厚，融入了众多传统养生要素和技法，具有独特的养生健体效果。

预备势

技术要领

动作 双足开立，保证脚后跟间距与肩同宽或略比肩宽，两膝微屈，双手经体前伸直抬起，两臂于胸前抱球，精神力集中，意沉丹田（图 3-1）。

七星功。预备势

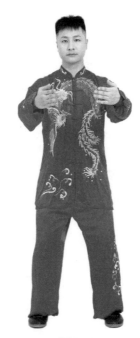

图 3-1

164

【注意事项】

❶ 抱球时，大拇指须与示指相贴，不得上翘，双手四指相对；
❷ 切忌塌腰撅臀、跪膝、八字脚。

【功理作用】

静心凝神，平稳呼吸，安抚五脏，矫正身形，从身心上做好练功前的准备。

第一式·左右开弓

动作一 以足跟为轴，将身体向左转90°，左脚向前伸直成虚步，右膝弯曲，内敛臀部下坐，与此同时，两臂经体侧向前摆平前举，掌心朝上（图3-2）。

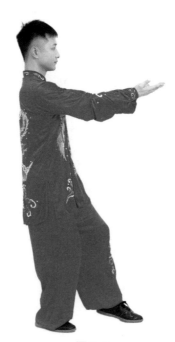

图 3-2

动作二 松肘屈臂后迎，握拳向正前平抢，拳背相对（图 3-3）。

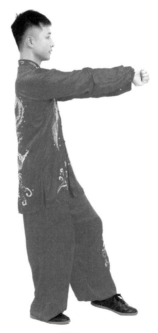

图 3-3

动作三 屈膝下蹲，两拳拧转，蹬腿起身，于胸前变掌，并掌上举，同时伸直两肘（图3-4）。

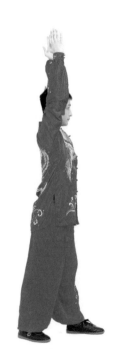

图 3-4

动作四 缓缓提膝，左膝弯曲 90°，使大腿与地面平行，左脚脚踝由内向外画一小圈后，向前落脚，先屈左膝下蹲，再后跟右腿向前下成弓步；同时双手经体前下落，向后向上抡臂前伸，伸至双臂与身体成一线，掌心向前，两眼目视前下方（图 3-5、图 3-6）。

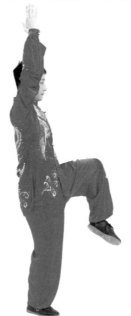

图 3-5

七星功 。 第一式 左右开弓

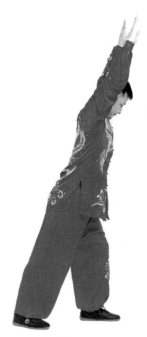

图 3-6

动作五 左脚收回原地，两脚以足跟为轴将身体向右拧转；同时，双手经体前下落，转体时两臂从体侧向前摆成前平举，掌心朝上，做右开弓式。左右式动作相同，仅方向相反（图 3-7）。

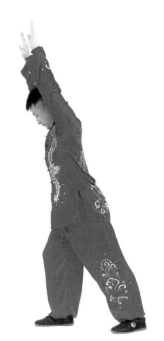

图 3-7

五.

动作六 还原至预备势（图 3-8）。

六

七星功。第一式 左右开弓

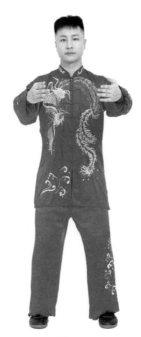

图 3-8

174

【 注意事项 】

❶ 转体时须上提脚尖，以足跟为轴拧转。

❷ 弓步时，切忌膝盖超过脚尖，须保持上体中正，腿、上体与两臂成同一直线。

❸ 提膝时，支撑腿伸直，保持足趾抓地，以保证立式的平衡，落地时须注意脚跟先落地。

【 功理作用 】

❶ 通过拉伸刺激躯干与四肢各关节周围的肌肉、韧带及关节间软组织，以实现对肩部疾患、颈椎病等疾病的防治作用。

❷ 通过单腿站立，锻炼核心能力，同时可强化踝关节的稳固性。

第二式·顶天立地

动作一 屈臂松肘，掌心向胸前靠拢时吸气，前臂内旋，手掌外推时呼气（图 3-9）。

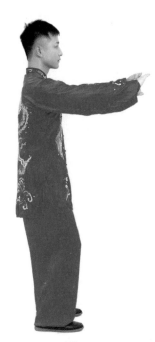

图 3-9

动作二　两臂左右分摆，屈指握实心拳（图 3-10）。

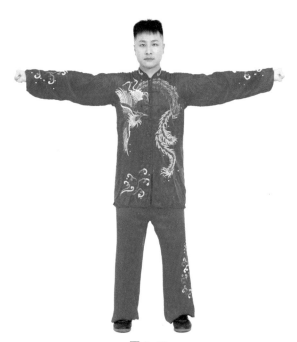

图 3-10

松肘收拳，身体直立，两拳经腰间穿至后背（图 3-11）。

七星功。第二式 顶天立地

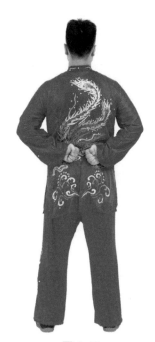

180

图 3-11

动作四 弯腰前屈，松拳变掌，由背部往下平抚，沿膀胱经摩运（图 3-12）。

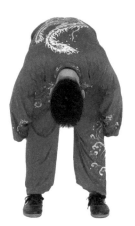

图 3-12

动作五 两掌翻向正上，微敛臀下蹲，缓缓上托双手（图 3-13、图 3-14 ）。

七星功 ○ 第二式 顶天立地

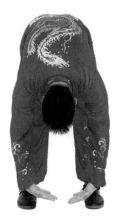

图 3-13

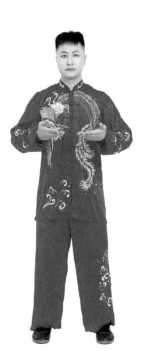

图 3-14

动作六　托至胸前时，向外翻掌上推，两眼看手；两臂向上推直时，蹬腿提踵，目视前上方（图3-15）。

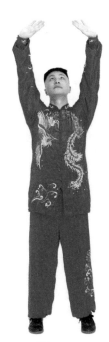

图 3-15

动作七 还原至预备势。

【 注意事项 】

❶ 收拢时吸气，外推时呼气，宜绵长均匀深呼吸不出声。

❷ 屈腰时不得含胸弓背，避免腰部没有得到充分的屈伸放松。

❸ 上推时须力达掌根，尽力提肛提踵，同时保持平衡。

【 功理作用 】

❶ 通过躯干前俯可刺激脊柱、督脉，以及命门、阳关、委中等穴位，实现防治生殖泌尿系统方面的慢性病的效果，并兼具固肾壮腰的作用。

❷ 通过使脊柱大幅度前屈后伸，可有效强化躯干前、后伸屈脊柱肌群的力量与伸展性，同时对位于腰部的肾脏具有良好的牵拉、按摩作用，可以改善其功能，增强其活力。

❸ 脚趾为足三阴经、足三阳经交会之处，通过脚十趾抓地，可刺激足部相关经络，以实现调节相应脏腑的功能；同时，提踵可刺激脊柱与督脉，通畅全身脏腑经络气血，平衡阴阳；提踵而立可锻炼小腿后部肌群力量，拉伸足底肌肉、韧带，增强人体的核心平衡能力。

第三式·扭转乾坤

动作一 上体向左拧转，同时右手缓缓下落，成左抱球状，左手向上提至约与肩同高，右手向下降至约与髋同高；上体向右拧转，同时左手换为下落，右手换为上提，成右抱球状（图3-16）。

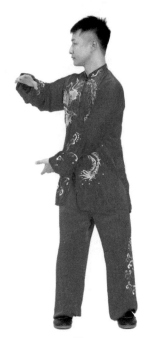

图 3-16

动作二 重心向后移动，上提左手，双手手掌内旋，使掌心朝外，随后重心前移并推掌向外（图 3-17）。

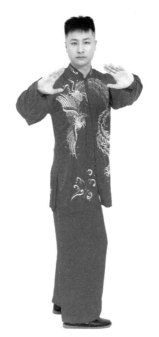

图 3-17

三

七星功。第三式 扭转乾坤

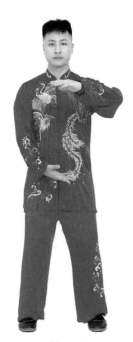

图 3-18

动作四 直立身体，以脚跟为轴向后拧转，左臂水平抹出至侧举，掌心朝下，右掌向内旋转，掌背贴于腰间（图 3-19）。

四

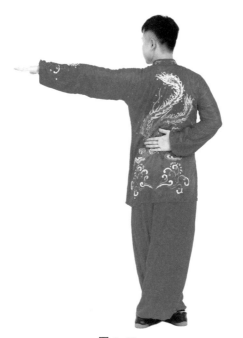

图 3-19

191

五

七星功 ◦ 第三式 扭转乾坤

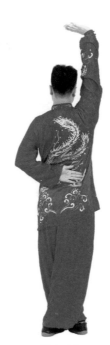

图 3-20

动作六 上身回转，右手叩腕，成鹤嘴手形，右手划经左前额，向脑后捋抹，左手用力上提，俯向侧下方而合掌（图 3-21、图 3-22）。

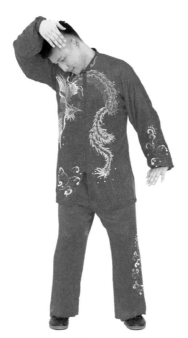

图 3-21

六

193

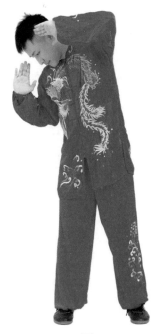

图 3-22

动作七 向正右侧弯腰，两掌翻朝外，同时各自向上向下推出，两眼目视前下方（图3-23）。

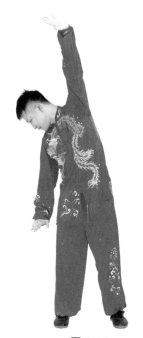

图3-23

两臂收回身侧平举，掌心朝下，两眼目视前方，随后做扭转乾坤右式，动作相同，仅方向相反。

动作九 还原至预备势（图3-24）。

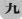

八九

七星功。第三式 扭转乾坤

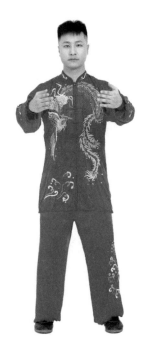

196

图 3-24

【 注意事项 】

❶ 身体向左向右拧转时，注意以腰为轴，尽量减少髋关节转体幅度，保持立身中正。

❷ 向后拧转至足尖转向后方时，足跟不能十分靠拢，双脚要大致成三角形。

❸ 侧弯腰推掌时，两手须同时上撑下按，并保持膝关节微屈。

【 功理作用 】

❶ 通过左右拧转腰部，锻炼腹部核心肌群协调性。

❷ 通过左右上肢松紧交替的上下对拉（静力牵张），可以刺激位于腹、胸胁部相关经络以及背部的俞穴等，实现调理脾胃（肝胆）和疏通脏腑经络的作用。

第四式·前扑后仰

动作一 屈臂松肘，掌心向胸前靠拢时吸气，前臂内旋，外推时呼气（图 3-25）。

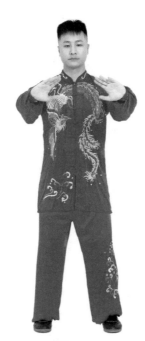

图 3-25

动作二 两臂前伸，用力抓握，变实心拳，拳背朝上，两眼目视前方，两拳向体侧平抹，打开胸廓（图 3-26、图 3-27）。

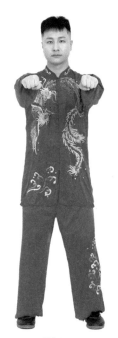

图 3-26

七星功 ○ 第四式　前扑后仰

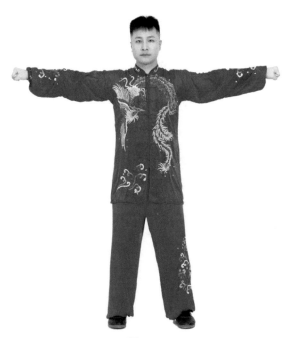

图 3-27

动作三 两拳经体侧缓缓下落，屈臂内旋经腰间合收于体前并交叉，内旋叠拳。攒拳引出，左手在上，右手在下，水平向两侧打开，收至体侧后贴靠于环跳穴（图3-28）。

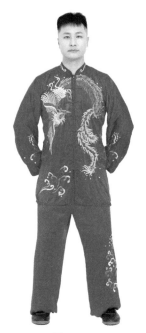

图 3-28

上体直立，松腰俯身。两拳背贴于身体，由环跳穴沿膀胱经向下摩运，头顶朝向正下（图3-29）。再沿两腿胃经向上摩运（图3-30），上引至丹田时，双手上下叠掌，虎口不相交（图3-31）。

七星功。第四式　前扑后仰

四

204

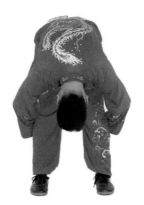

图 3-29

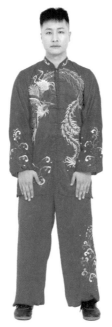

图 3-30

七星功 。 第四式 前扑后仰

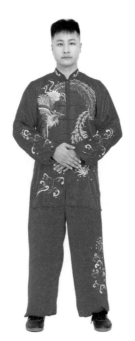

图 3-31

动作五 意沉丹田，静息调整两秒，双手沿带脉分开，按摩至后腰命门处时，撑腰后仰，吸气，开胸，仰头目视正上方（图 3-32），再沿带脉前摩，上体恢复直立。

动作六 还原至预备势。

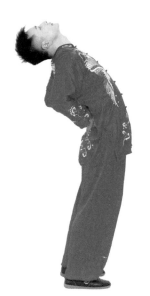

图 3-32

【注意事项】

① 弯腰时要保持双膝伸直，所有动作都要保证足掌立地坚实稳定。

② 双手撑腰后仰时，须保证双膝伸直，头与上体保持同一直线。

【功理作用】

① 通过摩运按摩膀胱经、胃经及带脉，刺激经络循行相应腧穴，可实现调理脾胃、防治生殖泌尿系统方面慢性病的功理作用。

② 通过胸部配合呼吸的开合，可增强心肺的功能。

第五式·大鹏展翅

动作一 于身体右侧抱球，提左膝，控制脚踝由外向内绕摆一圈，直立上体（图 3-33）。

七星功。第五式 大鹏展翅

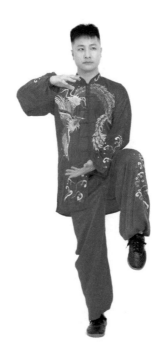

210

图 3-33

动作二 左脚向后叉步，两手成剑指，并向上向下穿出，两眼先看向左手，右手坐腕平对于髋前；双手旋臂，两眼再看向右手（图 3-34）。

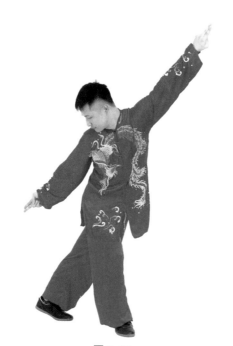

图 3-34

七星功 · 第五式 大鹏展翅

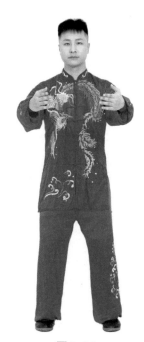

图 3–35

【注意事项】

剑指：①五指并拢且伸直；②环指和小指曲卷，环指尖点指向手心正中央（劳宫穴）；③大拇指紧盖在曲卷的二指指甲盖之上，中指与示指伸直。

【功理作用】

❶ 可有效强化下肢肌肉力量，增强平衡和协调能力；同时，发展前臂和手部肌肉的力量，锻炼手腕关节以及指关节的灵活性。

❷ 通过展肩扩胸，可刺激督脉和背部俞穴；同时也可刺激手三阴三阳经等，以调节手太阴肺经等经络之气，实现养生之效。

第六式·龙鹤双飞

215

动作一 左脚向后退步，同时后移重心；前臂外旋，保持掌心向上，屈肘，将双手收于腰际水平（图3-36）。

七星功。第六式 龙鹤双飞

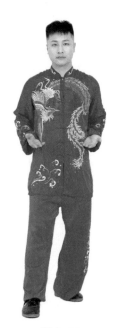

图 3-36

动作二 双手继续向后向外内旋，五指依次摩肋，掌背朝前，充分展
开上肢，同时将重心向前移动（图3-37）。

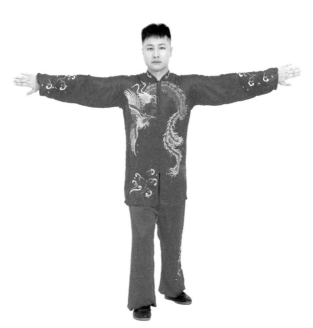

图 3-37

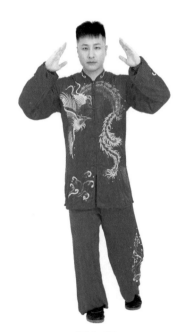

218

图 3–38

动作四 右腿伸直，左腿后撤点地，两手变剑指，两臂伸直贴于耳侧，
向正上方伸直，双眼目视前下方（图3–39）。

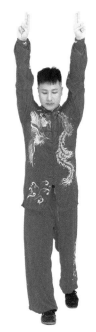

图3–39

219

动作五 右腿向下半蹲，左腿离地屈膝后提，转动手腕以带动双手手指绕耳一圈；伸直手肘，同时右腿伸直，左腿用力后伸，与地面成45°（图3-40）。

七星功。第六式 龙鹤双飞

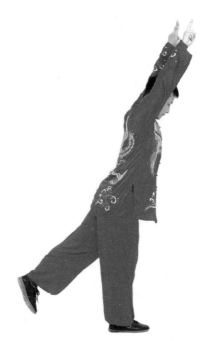

图 3-40

动作六 收至开步后，接做右式，动作相同，仅方向相反；

动作七 两眼目视前下方，还原至预备势。

【 注意事项 】

剑指前伸时，须力达指尖，保证手臂为一条直线，后腿后伸时，膝关节、足背都须伸直。

【 功理作用 】

❶ 通过身体的前后摆动及单腿站立，可发挥锻炼人体协调及平衡能力的作用。

❷ 通过对身体充分的前后拉伸，可以使全身肌肉、筋脉受到静力牵张刺激，长期锻炼可强健体魄，增加气力，结实全身筋肉。

第七式·天体圆周

动作一 两掌经体前下落向左画圆弧，两眼目视左手，并缓缓变为剑指
（图 3-41）。

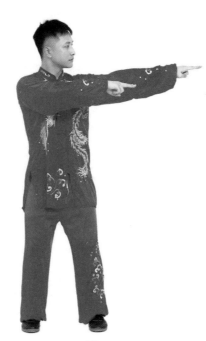

图 3-41

动作二 以髋关节为轴，双手下落后，依次向右、向后、向左画弧，伴随对腰肋部的挤压，控制上体随两臂转动一圈半（图3–42）。

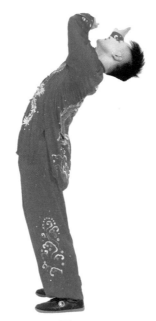

图 3–42

回摆,双手抬至正右侧,缓缓变为剑指,再反向转体一圈(图3-43)。

三

七星功。第七式　天体圆周

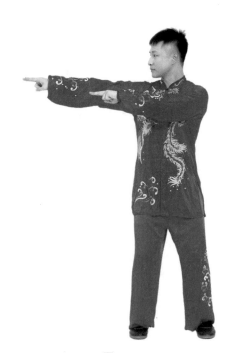

图 3-43

动作四 顺摆回收。

动作五 还原至预备势（图 3-44）。

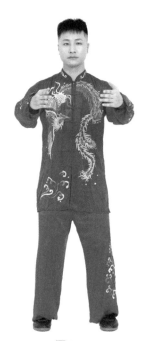

图 3-44

【注意事项】

手眼相互协调，两眼目光全程注视前伸的指尖，头眼随着指尖的运动匀速转动。

【功理作用】

1. 通过上身摆动的充分摆动，可刺激脊柱、督脉等；通过转脖摇头，可刺激大椎穴，达到疏经泄热的功理作用。

2. 在拧转过程中，通过脊柱腰段、颈段大幅度侧屈、环转及回旋，可刺激整个脊柱的头颈段、腰腹及臀、股部肌群的收缩，既增强了颈、腰、髋的关节灵活性，也锻炼了上述关节周围的肌肉。

收势

技术要领

动作一　　两掌内收至胸口，伴随着呼气覆掌按落（图 3-45）。

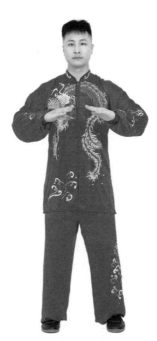

一

七星功 · 收势

图 3-45

230

动作二 蹬腿直立，两手自然垂于身体两侧，两眼目视前方（图3-46）。

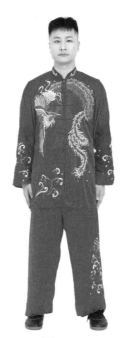

图 3-46

二

三

七星功 ∘ 收势

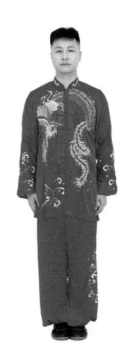

图 3-47